BEI GRIN MACHT SICH IHR WISSEN BEZAHLT

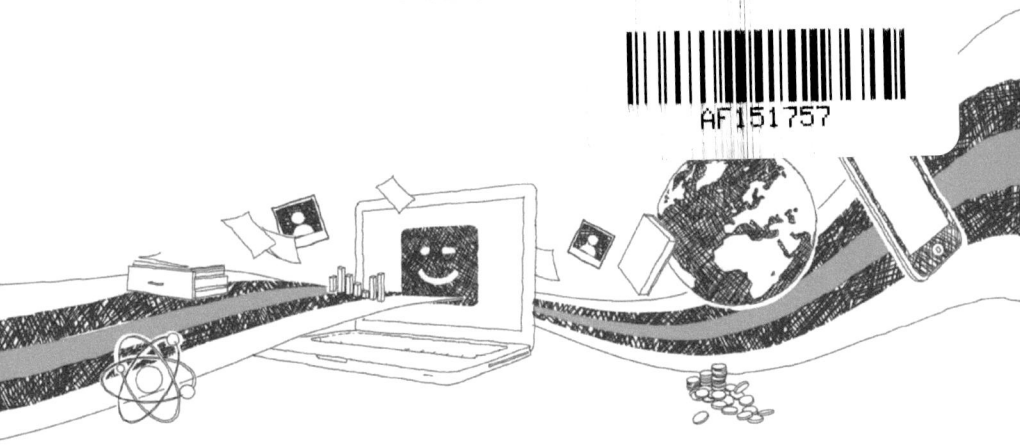

AF151757

- Wir veröffentlichen Ihre Hausarbeit,
  Bachelor- und Masterarbeit

- Ihr eigenes eBook und Buch -
  weltweit in allen wichtigen Shops

- Verdienen Sie an jedem Verkauf

Jetzt bei www.GRIN.com hochladen
und kostenlos publizieren

GRIN

Christian Heinig

Gesundheitsfonds - Ist die Kritik berechtigt?

GRIN Verlag

Bibliografische Information der Deutschen Nationalbibliothek:

Die Deutsche Bibliothek verzeichnet diese Publikation in der Deutschen National-
bibliografie; detaillierte bibliografische Daten sind im Internet über http://dnb.d-
nb.de/ abrufbar.

Impressum:

Copyright © 2009 GRIN Verlag, Open Publishing GmbH
Druck und Bindung: Books on Demand GmbH, Norderstedt Germany
ISBN: 978-3-640-90846-2

GRIN - Your knowledge has value

Der GRIN Verlag publiziert seit 1998 wissenschaftliche Arbeiten von Studenten, Hochschullehrern und anderen Akademikern als eBook und gedrucktes Buch. Die Verlagswebsite www.grin.com ist die ideale Plattform zur Veröffentlichung von Hausarbeiten, Abschlussarbeiten, wissenschaftlichen Aufsätzen, Dissertationen und Fachbüchern.

Besuchen Sie uns im Internet:

http://www.grin.com/

http://www.facebook.com/grincom

http://www.twitter.com/grin_com

Inhalt

1   Einleitung

Der Gesundheitsfonds - von der großen Koalition ins Leben gerufen, von vielen Krankenkassen und Experten hart kritisiert. Was ist dran am Fonds? Ist dieser wirklich so ein Fehlgriff, wie in den Medien oft berichtet wird, oder gibt es auch positive Merkmale? In der vorliegenden Arbeit soll erläutert werden, aus welchen Ideen und Grundgedanken heraus der Gesundheitsfonds, welcher seit Januar 2009 Gültigkeit hat, entstanden ist.

Zuerst sollen notwendige Grundlagen erklärt werden: Die Problemlage der Finanzierung des Gesundheitswesens, sowie der Wettbewerb zwischen den Krankenkassen. Anschließend sollen die beiden Konzepte Bürgerversicherung und Kopfpauschale erläutert werden, um im Anschluss daran zum Gesundheitsfonds selbst überzugehen: Was waren die Grundgedanken der Politik, was wollte sie bewirken? Was ist tatsächlich aus diesen Gedanken geworden? Gibt es überhaupt Grund zur Kritik am Gesundheitsfonds oder kommen die negativen Äußerungen lediglich von verschiedenen Lobbyisten-Gruppen, die ihre Interessen gefährdet sehen? Abschließend wird zusammenfassend diskutiert, welche Aspekte bei der Umsetzung des Fonds gut beziehungsweise negativ verlaufen. Die vorliegende Arbeit hat sich zur Aufgabe gemacht, die Zusammenhänge klar und einfach verständlich darzustellen.

2   Grundlagen

2.1   Finanzierung der Gesetzlichen Krankenversicherung

In Industriestaaten, wie der Bundesrepublik Deutschland gibt es ein fundamentales Problem bei der Finanzierung eines Gesundheitssystems, welche über einen prozentualen Anteil des beitragspflichtigen Einkommens der Versicherten gesichert wird: Die Ausgaben für Gesundheitsleistungen steigen aufgrund der Weiterentwicklung von Technologien und medizinischen Möglichkeiten stetig an. Zusätzlich könnte die demografische Entwicklung Deutschlands dazu beitragen, dass der Behandlungsbedarf der Menschen durch höheres Alter weiter anstiege, was wiederrum erhöhte Ausgaben mit sich brächte (vgl. Pfister 2009, 2).

Die Gesundheitsberichterstattung des Bundes (2009) bestätigt diese Aussagen: „In allen westlichen Industrienationen sind die Gesundheitsausgaben und ihr Anteil am

BIP [...] stark angestiegen. Der medizinisch-technische Fortschritt kann über Prozessinnovationen zu Ressourceneinsparungen führen, aber auch [...] durch neue Diagnose- und Therapiemöglichkeiten Ausgabensteigerungen hervorrufen. So hat der [...] Fortschritt u.a. zu einer längeren Lebenserwartung geführt [...], (welche) absolut gesehen, auch zur Vermehrung von chronischen Krankheiten bei älteren Menschen (führen kann). Die Behandlung dieser Krankheiten bzw. die Pflege [...] haben wiederum höhere Ausgaben zur Folge." (Müller & Böhm 2009, 11).

Jedoch steigen die Beitragssätze der Krankenkassen „nicht wegen wachsender Ausgaben, sondern als Folge relativ sinkender Einnahmen" (Reiners 2009, 117): Ein Anstieg der Gesundheitsausgaben im Laufe der Zeit ist nämlich vollkommen üblich. Diese haben sich nahezu gleichmäßig mit dem Wirtschaftswachstum bewegt. Das Problem dabei ist lediglich, dass die Einnahmen sinken, weil die beitragspflichtigen Einkommen der Versicherungsnehmer nicht gleichermaßen angestiegen sind (vgl. Reiners 2009, 24). Anders ausgedrückt steht somit dem Anstieg der Ausgaben ein geringerer Anstieg des Anteils der Einkommen aus abhängiger Arbeit am Bruttoinlandprodukt (BIP) gegenüber[1] (vgl. Pfister 2009, 2). Dies kann zum Beispiel der Fall sein, wenn immer mehr Menschen ihren Lohn mit Hartz IV bezuschussen lassen müssen, weil ihr Nettolohn zu niedrig ist. Ein niedrigerer Nettolohn, wie etwa durch die wachsende Zeitarbeitsbranche und Niedriglohnarbeit begünstigt, führt zu niedrigeren Beiträgen in den Krankenkassentopf. Laut dem Forum Gesundheitspolitik (vgl. 1) hängt die Einnahmeschwäche unter anderem auch „mit der Entwicklung der Anzahl der Empfänger des Arbeitslosengeld II und der Dauer seines Bezugs zusammen" (1). Die sogenannte „Kostenexplosion" bei den Gesundheitsleistungen, wie sie in den Köpfen durch Medien u.a. manifestiert wurde, ist somit Unsinn. Der Begriff konnte sich durch eine „dressierte"[2] Statistik überhaupt erst durchsetzen (vgl. Reiners 2009, 20).

Um die Finanzierung nachhaltig zu sichern, gibt es verschiedene Vorschläge von Politikern und Experten. Durch das Vorhandensein verschiedener Interessen der jeweiligen Lager gibt es jedoch meist keine eindeutige Übereinstimmung der

---

[1] Strukturelle Einnahmeschwäche

[2] Veränderung der Aussage einer Statistik durch Weglassen oder falsche Darstellung von Ergebnissen

einzelnen Meinungen – eine einzige Patentlösung kann somit als utopisch bezeichnet werden. Also gibt es Ideen, z.B. die Beitragsbemessungsgrenze anzuheben, eine Risikosteuer auf gesundheitsgefährdende Konsumgüter einzuführen oder auch die Einbeziehung anderer Einkommensarten in die Beitragsbemessung (vgl. Rosenbrock & Gerlinger 2009, 270). Die daraus resultierenden Modelle der sogenannten Bürgerversicherung und Kopfpauschale werden in Abschnitt 2.3 diskutiert.

Das Panorama der Bezahlung und Leistung des Gesundheitswesens befindet sich schon seit Jahrzehnten in ständiger Bewegung. Nacheinander folgten und folgen neue Reformen und Gesetze, welche die Finanzierung verbessern sollen (vgl. Müller & Böhm 2009, 12). Meist handelt es sich dabei um die Streichung von Leistungen oder das Anheben von Zuzahlungen, z.B. beim Beitragsentlastungsgesetz von 1997. Hier wurden neben der Kürzung von Kurleistungen u.a. Zahnersatzleistungen oder Zuschüsse für Brillenfassungen aus dem Leistungskatalog getilgt. Auf die verschiedenen Reformansätze soll an dieser Stelle jedoch nicht näher eingegangen werden.

Die Finanzierung des Gesundheitswesens wird in den Abschnitten 2.3 und 3 weitergehender behandelt. Zuvor soll Grundlegendes zum Wettbewerb der Krankenkassen und zur Einführung des sog. Risikostrukturausgleiches geklärt werden.

2.2 Kassenwettbewerb und Risikostrukturausgleich

Bis Mitte der 90er Jahre war es üblich, dass jede Krankenkasse ihren mehr oder weniger „festen" Mitgliederkreis hatte. Arbeitnehmer wurden anhand eines seit 125 Jahren geschichtlich gewachsenen (und somit zum Teil festgefahrenen) Systems der jeweiligen Kasse zugewiesen. Die Möglichkeit zum Kassenwechsel, wie sie heute bekannt ist, war nicht vorgesehen. Die Beiträge wurden von den Versicherten (und deren Arbeitgebern) an die jeweiligen Kassen entrichtet. Dies jedoch barg einige Probleme in sich: Kassen, welche relativ viele alte, kranke Menschen versicherten, hatten den Nachteil, dass deren Ausgaben im Vergleich zu Denen, der Kassen mit jungen, gesünderen Mitgliedern, höher ausfielen. Dies führte dazu, dass Kassen mit risikoreicherer Mitgliederstruktur einen erheblichen finanziellen Nachteil hatten und deshalb die Beitragssätze anheben mussten. Die Menschen fühlten sich sozial ungerecht behandelt, da jeder, abhängig von „zugeteilter" Krankenkasse entsprechend hohe oder niedrige Beiträge zu zahlen hatte.

Zudem hatten die Krankenkassen keinen großen Anreiz, besonders effizient oder ökonomisch zu handeln, geschweige denn, sich z.b. durch Qualität der Leistungen um den „Kunden" zu bemühen. Ihre Existenz war durch die „automatische" Zuteilung ohnehin gesichert. Es gab keinen Konkurrenzdruck und keinen Wettbewerb mit den anderen Kassen. Um einen Wettbewerb zu ermöglichen, wurde im sog. Gesundheitsstrukturgesetz (GSG) von 1993 die freie Kassenwahl eingeführt. Man erhoffte sich damit, die Kassen zu mehr ökonomischen Handeln zu bewegen (vgl. Rosenbrock & Gerlinger 2009, 264).

Um den Wettbewerb mit gerechteren Ausgangsbedingungen zu versehen, musste ein System geschaffen werden, welches verhindert, dass die Kassen mit der risikobehafteteren Mitgliederstruktur in finanzielle Schwierigkeiten geraten. Somit wurde 1994 der sog. Risikostrukturausgleich (RSA) eingeführt. Einfach ausgedrückt zahlen Versicherer mit einer „guten" Risikostruktur Ausgleichzahlungen an Versicherer mit einer „negativen" Risikostruktur, um die Ungleichheiten zu minimieren. Risiko-Merkmale der Versicherten waren z.B. Einkommen, Alter, Geschlecht oder Kinderzahl. Der RSA sollte eigentlich dem Versicherten zu Gute kommen, indem er die Krankenkassen zu wirtschaftlichem Handeln mit hochwertigen Leistungen bewegt und sich somit vorteilhaft auf den Verbraucher auswirkt (vgl. Rosenbrock & Gerlinger 2009, 265).

Leider ging der Plan nicht auf. Millionen von Mitgliedern wanderten plötzlich in andere, billigere Kassen. Die Verlierer waren die Krankenkassen mit „schlechten" Risiken, weil hauptsächlich die jüngeren und gesünderen Versicherten einen Wechsel durchführten. Die „schlechten" Risiken verblieben zum größten Teil in ihrer Versicherung. Hauptsächlich Ortskrankenkassen behielten also ihre „teuren" Mitglieder und mussten den Beitragssatz immer weiter anheben. Die Regelung des RSA glich tatsächlich nur ca. 92% der tatsächlichen Kosten der „schlechten" Kassen aus. Der „Krankheitsstatus" war nämlich als Risikofaktor nicht integriert, obwohl sich dieser Faktor negativ auf die Ausgaben der jeweiligen Kasse auswirkte. So mussten einige Kassen die verbleibenden 8% für die Gesundheitsausgaben verwenden, während andere diese z.B. für ihre Mitglieder als Auszahlungen bereit stellen konnten.

Dadurch folgte wiederum weitere Abwanderung „guter" Risiken. Eine Art „Teufelskreis" war entstanden: Die „guten" Kassen konnten den Beitragssatz immer weiter senken, die „schlechten" Kassen mussten ihn immer weiter erhöhen. Zudem hatte mit diesem System keine Krankenkasse ein Interesse daran, Versicherte mit „schlechtem" Risiko zu versichern. Die gesunden und jungen Menschen wurden umworben, weil sie billiger waren. Die erwartete Verbesserung der Qualität der Leistungen blieb demnach aus (vgl. Rosenbrock & Gerlinger 2009, 266).

Es musste folglich eine Veränderung bewirkt werden, die es den Kassen möglich und rentabel machte, auch chronisch Kranke, also „schlechte" Risiken zu versichern. Ein Schritt in diese Richtung war die Einführung der sog. Disease-Management-Programme (DMP). Die Krankenkassen beziehen Geld für Versicherte, welche an einem solchen Programm teilnehmen. DMP richten sich an bestimmte chronisch kranke Menschen[3], um mit Hilfe evidenzbasierter („auf Beweismaterial gestützt") Leilinien durch Prävention und Therapie die negativen Folgen der Krankheit zu minimieren. Dadurch sollte ein finanzieller Anreiz für die Kassen geschaffen werden, den Fokus auf eine bessere Versorgung von chronisch Kranken zu setzen. Auch diese Lösung war und ist noch immer umstritten, da nicht gewährleistet ist, dass sich die Ergebnisqualität tatsächlich verbessert (vgl. Rosenbrock & Gerlinger 2009, 267).

Die scheinbar notwendige Veränderung des RSA bzgl. der Berücksichtigung des Krankheitsstatus (Morbiditätsstatus) der Versicherten wird später, im Zusammenhang mit dem Gesundheitsfonds, näher beschrieben. Vorerst sollen zwei Konzepte vorgestellt werden, welche die Situation der Finanzierung des Krankenkassensystems hypothetisch verbessern sollten.

---

[3] Existierende DMP: Diabetes mellitus Typ 2, koronare Herzkrankheit, Brustkrebs, chronisch obstruktive Atemwegserkrankungen (vgl. Rosenbrock & Gerlinger 2009, 266)

2.3 Zwei Modelle der alternativen Finanzierung

In den folgenden Abschnitten sollen Kopfpauschale und Bürgerversicherung aufgeführt werden. Beide Modelle sind wichtig, weil sie unmittelbar mit dem Gesundheitsfonds in Verbindung stehen, wie wir später sehen werden.

2.3.1 Kopfpauschale

Grundlage der Kopfpauschale ist, dass jeder Versicherte (=Kopf) den gleichen Beitrag, unabhängig von Einkommen, Krankheitslast oder Alter entrichtet (vgl. Gerlinger 2009, 272). Zudem gibt es einen bestimmten Selbstbehalt. Die anfangs gleichen Pauschalen sollen nach und nach an die Durchschnitts-Ausgaben pro Versichertem angepasst werden. Dies hat natürlich zu Folge, dass soziale Unterschichten in zweierlei Weise benachteiligt werden. Zum Einen verdienen sie weniger, was den zu entrichtenden Einheitsbetrag relativ gesehen stärker zu Buche schlagen lässt. Zum Anderen werden sozial schlechter gestellte Menschen häufiger krank (vgl. RKI 2006, 83f), was den Selbstbehalt in diesen Schichten häufiger anfallen lässt.

Zwar gibt es eine Belastungsgrenze[4] bei deren Überschreitung mit Steuermitteln subventioniert wird, aber dieser Fakt hat einige Haken. Sozial gesehen ist das System unausgereift. Schwach verdienende Menschen werden relativ am meisten belastet. Zusätzlich steigen bei schlechter Wirtschaftslage die Gesundheitsausgaben des Staates, da mehr Versicherte an die Belastungsgrenze stoßen. Zudem sinken gleichzeitig die Steuereinnahmen, da die Einkommen sinken. Diese Aspekte lassen die „Finanzierungsschere" auseinander driften. Wie Reiners (2009, 133f) aufführt, solle das Modell der Kopfpauschale folgende Vorteile gegenüber der Finanzierung durch Einkommenssätze haben:

a) *Die Finanzierung soll „nachhaltiger und von konjunkturellen Einflüssen unabhängig" sein.* Dieser Gedanke kann jedoch aufgrund der oben genannten Aspekte der Anhängigkeit von Wirtschaft und Steuereinnahmen negiert werden.

b) *Eine bessere Wettbewerbsfähigkeit der deutschen Wirtschaft in Europa durch das Sinken der Lohnnebenkosten durch das Auszahlen des*

---

[4] Max. 14%-15% des Haushaltseinkommens

6

Arbeitgeberanteils an die Arbeitnehmer. Dies ist ebenfalls in diesem Zusammenhang nicht nachvollziehbar. Erstens bestehen die Lohnnebenkosten keineswegs ausschließlich aus den Zahlungen an die GKV. Zweitens gibt es keinen Nachweis darüber, dass sich die Lohnnebenkosten negativ auf den Wettbewerb des Standortes Deutschland auswirken (vgl. Reiners 2009, 45-48). Drittens würden die Kosten für den Arbeitgeber nicht sinken, denn lediglich der Empfänger des Geldes hat sich geändert.

c) *Die demografische Entwicklung Deutschlands spielt eine nachgeordnete Rolle, da alle Altersgruppen die gleiche Pauschale zahlen.* Faktisch heißt dies aber noch lange nicht, dass „Demographie" als Faktor ausgeklammert werden kann. Denn das Einkommen eines Rentners liegt in der Regel unter dem eines Erwerbstätigen und somit wird die Belastungsgrenze häufiger erreicht. Wenn der Anteil der Rentner unter den Versicherten steigt, steigt auch die Anzahl der vom Staat zu subventionierenden Versicherten. Das Finanzierungsproblem ist in diesem Falle nicht gelöst, sondern nur von den Kassen auf das Steuersystem übertragen worden. Zwar kann dieser Aspekt auch als positiv gedeutet werden, da sich sie Kosten auf „mehrere Schultern" aufteilen, da jede Art von Steuern zur Subventionierung einbezogen würde. Aber als Resultat hat man doch den Nachteil, dass wahrscheinlich Steuererhöhungen oder Neuverschuldung in Betracht gezogen werden müssten (vgl. Reiners 135). Zusätzlich fehlt im System ein RSA, was das Problem der Wettbewerbsverzerrung zwischen den Kassen wieder hervorrufen würde.

„Die in den hier zur Debatte stehenden Kopfpauschalen [...] enthaltene Entkoppelung von Versicherteneinkommen und Umverteilung ist nicht annähernd so sozial wie behauptet. Es ist vor diesem Hintergrund nichts anderes als eine staatliche Förderung von Besserverdienenden und bringt nicht mehr, sondern weniger soziale Gerechtigkeit" (Reiners 2009, 136).

Das Modell der Kopfpauschale wird von der CDU favorisiert und wurde im Rahmen der Herzog-Kommission im Jahre 2003 diskutiert und ins Wahlprogramm aufgenommen worden.

2.3.2 Bürgerversicherung

Die Bürgerversicherung sieht weiterhin eine Finanzierung durch Einkommen vor. Jedoch haben sich ausnahmslos alle Bürger in der gesetzlichen Krankenversicherung zu versichern. Die freiwillige Versicherung für z.b. Besserverdienende oder Selbstständige wird abgeschafft und auch Beamte müssen beitreten. Die Beiträge werden weiterhin prozentual vom Einkommen errechnet und entrichtet. Es wird zudem festgelegt, welche Pflichtleistungen jede Kasse anzubieten hat. Zusatzleistungen können vom Versicherten bei privaten Anbietern versichert werden. Der RSA wird auf einen morbiditätsbezogenen RSA ausgeweitet, welcher auch den Krankheitsstatus des Versicherten berücksichtigt. Dies soll gewährleisten, dass die Krankenkassen nicht nur ein Interesse an „guten" Risiken haben. Des Weiteren wird die Beitragsbemessungsgrenze angehoben und alle Einkommensarten berücksichtigt werden (vgl. Reiners 2009, 137f).

Dieses Modell wird von SPD, Grünen und Linken, mit partiellen Unterschieden[5] im Detail favorisiert. Laut Schätzungen der Rürup Kommission im Jahre 2003 könnte mit diesem Modell eine Senkung der Beiträge an die Sozialversicherung von ca. 2,5% erreicht werden. Nachteilig ist zu nennen, dass die Beiträge weiterhin von den Einkommen der Mitglieder abhängig sind, was die strukturelle Einnahmeschwäche weiterhin nicht sicher ausschließt (vgl. Reiners 2009, 140).

Im folgenden Kapitel soll der Gesundheitsfonds beschrieben werden. Weiterhin soll erläutert werden, was mit dem Fonds bewirkt werden sollte und was er tatsächlich bewirkt. Zudem soll aufgeführt werden, welche Kritik es gibt und wie berechtigt diese tatsächlich ist.

3 Der Gesundheitsfonds: Erwartungen, Vorwürfe und Realität

Der sogenannte Gesundheitsfonds (siehe auch Abb.1) existiert nun seit dem 1. Januar 2009. Er lässt sich durch folgende Eigenschaften beschreiben (vgl. Reiners 2009; Neubacher 2009; Pfister 2009):

---

[5] Zum Teil je nach Wählerklientel und dessen Interessen . Beispielsweise möchten SPD und Grüne im Gegensatz zu der Linken die Beitragsbemessungsgrenze nicht antasten. Vermutlich, weil zu ihrem Wählerklientel viele freiwillig Versicherte und höhere Einkommensschichten gehören (vgl. Reiners 2009, 140).

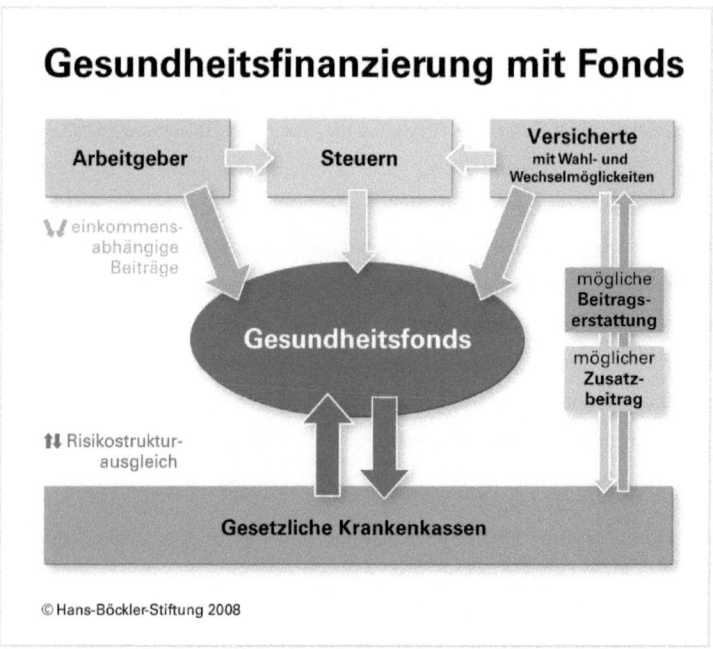

Abb. 1: www.boeckler.de

- Die Beiträge werden weiterhin von Arbeitgeber und Arbeitnehmer gezahlt, jedoch nicht mehr direkt an die Krankenkassen selbst, sondern in einen gemeinsamen „Topf", den sog. Fonds. Der allgemeine Beitragssatz wird einheitlich auf 15,5%, und zwar für die Mitglieder aller Kassen angehoben. Dieser Satz wird von der Bundesregierung vorgegeben, nicht, wie bisher von den einzelnen Kassen.

- Jährlich befinden sich in diesem Fonds schätzungsweise 167 Mrd. Euro, welche dann entsprechend der Grundpauschale an die jeweiligen Krankenkassen verteilt werden:

- Die Grundpauschale, welche ca. 185 Euro beträgt, wird z.B. durch Alter, Geschlecht und Krankheit festgelegt und weiter modifiziert. Je nachdem, wie sich diese Faktoren (statistisch gesehen) auf die Kosten auswirken, gibt es entsprechende Zu- oder Abschläge. Es existiert ein Katalog mit 80 Krankheitsgruppen. Diese krankheitsspezifischen Zuschläge, auch

9

morbiditätsorientierter Risikostrukturausgleich (Morbi-RSA) genannt, können sich von ca. 27 Euro bis zu über ca. 5000 Euro belaufen. Im Gegensatz erhalten Menschen mit besonders risikoarmen Eigenschaften einen Abschlag auf die Grundpauschale.

- Erwirtschaftet eine Kasse einen Überschuss, darf sie diesen z.b. durch Sonderzahlungen an ihre Mitglieder ausschütten. Im Gegensatz kann sie jedoch Zusatzbeiträge bei schlechter Finanzlage erheben[6]. Ein Mitglied einer Krankenkasse, welche Zusatzbeiträge erhebt, darf sehr kurzfristig kündigen und in eine „bessere" Kasse wechseln, ohne dass der Beitrag anfällt.

- Der Fonds soll mindestens 95% der tatsächlichen Ausgaben für Gesundheit abdecken. Zusätzlich stellt der Bund weitere steuerliche Mittel zur Verfügung, welche jährlich anwachsen sollen.[7]

Sieht man sich die Beschreibung an, kann man erkennen, was der Gesundheitsfonds genau mit der Bürgerversicherung und Kopfpauschale zu tun hat: Das Konzept beinhaltet Eigenschaften beider Theorien. Die grundsätzliche Finanzierung erfolgt weiter über beitragspflichtige Einkommen, hinzu kommen jedoch Steuermittel, welche aufgebracht werden müssen. Außerdem kann eine Mini-Kopfpauschale von 8 Euro erhoben werden, sollten die Beiträge nicht ausreichen. Der Gesundheitsfonds ist ein Kompromiss aus den beiden Modellen der Fraktionen der großen Koalition. Was aber soll der Fonds letztendlich bewirken?

Im Grunde sind die Ideen mit guten Ansätzen verbunden. Durch die Möglichkeit der zusätzlichen Beitragserhebung-, bzw. Erstattung soll ein gewisser Effizienzdruck auf die Kassen entstehen. Denn keine Kasse wird ein Interesse an einer Beitragserhebung und damit wahrscheinlich verbundener Abwanderung von Mitgliedern haben. Ineffiziente Kassen sind somit gezwungen effizienter zu organisieren, zu fusionieren oder in Konkurs zu gehen. Durch diesen Wettbewerb soll auch die Qualität der Leistungen der Krankenkassen steigen. Dieser Wettbewerb soll durch den neuen

---

[6] Maximal 1% der beitragspflichtigen Einnahmen des Versicherten oder 8 Euro Pauschale (Reiners 2009, 143)

[7] Jährliche Erhöhung von 1,5 Mrd. Euro bis 2016 = geplantes Gesamtvolumen von 14 Mrd. Euro (vgl. Janetzek 2009)

Morbi-RSA fair gestaltet sein. Weiterhin soll mehr Kostentransparenz durch den einheitlichen Beitrag herrschen. Denn nun kann jedes Mitglied sofort sehen, wenn eine Kasse mehr oder weniger Beiträge durch die Zusatzerhebung verlangt. Des Weiteren soll der Fonds weniger Bürokratie vorherrschen lassen, da die Anzahl der, heute noch über 200 Kassen, dezimiert werden soll. „Aus Sicht der Bundeskanzlerin und der Gesundheitsministerin soll das Gesundheitssystem damit gerechter, transparenter und wettbewerbsorientierter werden." (4). Des Weiteren soll die Reform die Finanzierung der Krankenkassen „nachhaltig und für die nächsten Jahre sichern" (Reiners 2009, 150).

Nur wie sieht es in Wirklichkeit aus? Laut Medien und Opposition ist der Gesundheitsfonds ein totaler Reinfall. Der „Spiegel" (Neubacher 2009) kritisiert in seinem Artikel „Das Tollhaus" in Ausgabe 15/09 viele Punkte am Fonds, welche im Detail wären:

- So wird aufgeführt, dass trotz erhöhter Beiträge trotzdem nicht genügend Geld vorhanden sei und ein Milliardendefizit drohe. Bereits im Artikel „Nicht besser, aber teurer" in Ausgabe 01/09 (vgl. Neubacher 2008) weist Neubacher mit nahezu horrenden Hiobsbotschaften darauf hin: „Tatsächlich wird die Reform die Versicherten und Patienten weit teurer kommen, als ohnehin schon befürchtet."

- Patienten würden „künstlich" kranker gemacht, als sie sind, weil es für chronische Krankheiten durch den Morbi-RSA mehr Geld gibt. So solle das Bundesversicherungsamt Berechnungen haben, in denen deutlich wird, dass sich „Asthma, Zucker, Bluthochdruck und Depression fast seuchenartig ausbreiten" (Neubacher 2009, 35).

- Die Krankenkassen machen Abkommen mit niedergelassenen Ärzten, damit diese die Patienten „kranker" codieren als sie wirklich sind. Im Gegenzug bekämen Ärzte sogar ein Stück vom Geldkuchen ab. Die AOK Bayern habe sogar Mitarbeiter in Praxen geschickt, damit diese bei der Codierung helfen. Sollte das wahr sein, wäre dies ein besorgniserregender Zustand.

- Zwischen den Kassen gäbe es durch den Einheitssatz keinerlei Wettbewerb mehr und es seien bereits über 20 der früher sehr billigen Kassen verschwunden.

- Patienten mit schweren Erkrankungen, welche nicht unter die 80 Morbi-RSA Fälle fallen, würden nicht hinreichend vergütet.

Letztendlich sei der Gesundheitsfonds eine Aneinanderreihung von faulen Kompromissen, weil sich die verantwortlichen Parteien CDU und SPD bei der Umsetzung zerstritten. In Reiners (2009, 144f) „Mythen der Gesundheitspolitik" werden weitere Kritikpunkte aufgeführt, welche von Politik, Krankenkassen oder Medien aufgestellt werden:

- Den Kassen sei die Autonomie bei der Finanzierung genommen, weil das Geld „passiv" aus dem Fonds zugeteilt wird.

- Weitere Beitragserhöhungen bei den Krankenkassen seien, trotz des schon erhöhten Satzes unausweichlich.

- Prävention sei durch den Morbi-RSA unattraktiv, weil kranke Patienten mehr Geld für die Kasse bedeuten.

- Dass „die Finanzierung der GKV zunehmend von der Haushaltslage des Bundes abhängig" sei.

„Diese Vorwürfe sind eine Melange aus Ablenkungsmanövern, Missverständnissen, Unkenntnis der Mechanismen des RSA und ernst zu nehmender Kritik." (Reiners 2009, 144). Bei allen Vorwürfen muss man sich vor Augen halten von wem diese kommen. Denn das Gesundheitswesen ist keinesfalls fern von persönlichen Interessen einzelner Personen oder kapitalistischer Vorgehensweisen. So wettern die Krankenkassen z.B. über Einnahmeverluste, was Ulla Schmidt mit dem Vorwurf der Maßlosigkeit erwiderte (vgl. 2). Laut Tagesschau gibt es tatsächlich einen Überschuss an Finanzmitteln (vgl. 3), jedoch sei nicht abzusehen, ob dies lange so bleiben würde. Es sei immer bedacht: Wo Geld ist, will jeder der Beteiligten ein größtmögliches Stück abbekommen. Dass z.B. Krankenkassen auf Veränderungen zuerst mit Widerstand reagieren, ist sicher nachvollziehbar, aber nicht immer auch gerechtfertigt. So beschreibt Reiners (2009, 145), dass das Argument der genommenen Finanzautonomie nicht mit dem angeblichen Ungetüm Gesundheitsfonds zu erklären ist. Die vollständige Autonomie gibt es nämlich bereits seit Einführung des RSA nicht mehr. Auch profitieren Ortskrankenkassen, wie AOK erheblich vom neuen Morbi-RSA, da dieser zu 100% Ausgleich zwischen den Kassen schafft, und nicht, wie bisher lediglich 92%!

Das angeblich „versickerte" Geld, welches dem Gesundheitsfonds angelastet wird, entsteht ebenfalls nicht durch jenen selbst, sondern durch die höheren Honorare für Ärzte und die Mehreinstellung von Pflegekräften in Krankenhäusern (vgl. Reiners 2009, 146), welche auch ohne den Fonds erfolgt wäre. Es werden jedoch einfach Tatsachen vertuscht oder anders dargelegt, um das Bild eines Sachverhaltes z.B. für eigene Interessen in der Öffentlichkeit umzugestalten. Reiners nennt dies in ironischer Art „bullshitting": „Man muss sich nur im gerade in den Medien vorherrschenden Stimmungstrend bewegen, dann kann man auch Halbwahrheiten als Fakten und Sonderinteressen als allgemeine Anliegen verkaufen" (Reiners 2009, 11). Nicht nur Politiker vollziehen „bullshitting", sondern auch Medien.

Welche Wahrheit hinter den angeblichen Abmachungen zwischen Ärzten und Kassen bzgl. der „Krankcodierung" steckt, konnte im Rahmen der vorliegenden Arbeit nicht mit Quellen nachgewiesen werden. In einem Bericht von Panorama© des ARD (vgl. 5) wird jedenfalls beschrieben, dass Mitarbeiter von bestimmten Krankenkassen nahezu wahnhaft versuchen, in ihren Daten Anhaltspunkte für Möglichkeiten des Codierens in „chronisch krank" zu finden. Zudem werden im Beitrag Verträge zwischen Kassen und Ärzten gezeigt, welche zumindest in diese Richtung gedeutet werden könnten: „als Gegenleistung bitten wir sie, eine entsprechende Codierung vorzunehmen" (vgl. 5). Ob dies wirklich der Fall ist, sei aber, wie bereits betont, dahingestellt. Ein solches Vorgehen wäre zudem illegal und skandalös!

Oft ist es auch Unwissen über die genauen Funktionsweisen im System, die „bullshitting" begünstigen, wie Reiners (2009, 146) es Gerd Glaeske, einem bei der Entwicklung des Morbi-RSA beteiligten Pharmakologen anlastet. Glaeske beschuldigt den Morbi-RSA zu Unrecht der „Pathologisierung der GKV". Glaeske wollte lediglich „sehr schwere, schicksalhaft auftretende" Fälle mit dem Morbi RSA abdecken, damit die Krankenkassen mehr Interesse an Gesundheits-Präventionsarbeit haben. Dieser Vorschlag wurde jedoch richtigerweise zurückgewiesen. Und so kritisiert Glaeske in Fachblättern und Medien (vgl. 5) den Gesundheitsfonds weiterhin. Dass sein Vorschlag die Umstände der „Pathologisierung" noch verschlimmert hätte[8], weil Kassen nur Geld bekommen hätten, wenn wirklich schwerste Fälle aufgetreten wären, kann nur auf das oben genannte Missverständnis der Zusammenhänge zurückgeführt werden (vgl. Reiners 2009, 147). Kassen mit vielen Versicherten mit leichten chronischen Krankheiten wären zudem benachteiligt gewesen. Dennoch prägt Glaeske mitunter das Bild der Menschen über den Morbi-RSA im Fonds. Dies soll als Beispiel für den Einfluss von Einzelpersonen auf die Meinung der Öffentlichkeit dienen.

Der Morbi-RSA darf nicht als Ausgabenausgleich betrachtet werden, sondern als Benchmarksystem[9]. Die CDU hat durch Machtgerangel durchgesetzt, dass der Morbi-RSA auf 80 Krankheiten limitiert wird. Dies beruht allerdings auf genau demselben Trugschluss, der Morbi-RSA sei ein Ausgabenausgleich, anstatt des Benchmarksystems. Das Benchmarking hätte lediglich bewirkt, verschiedene Krankheiten und Risiken miteinander vergleichbar zu machen: „Der RSA hat die Aufgabe, den Krankenkassen aus dem Gesundheitsfonds einen Betrag zukommen zu lassen, der den GKV-Durchschnitt der Versorgungskosten seiner Versicherten abdeckt und einen positiven Deckungsbeitrag ermöglicht der sich aus der Differenz zwischen den Fondszuweisungen und den tatsächlichen Ausgaben einer Kasse ergibt." (Reiners 2009, 147). Die Beschränkung auf 80 Krankheiten ist somit absolut sinn frei und ist wiederum Beispiel für die Entstehung von Missständen innerhalb der Reform durch das Beharren auf politischen Standpunkten. In diesem Falle hat die Union den Missstand hervorgerufen, sei es aus Prinzipenreiterei, um irgendetwas in die Reform einzubringen, sinnvoll oder nicht. Oder, wie schon erwähnt durch Unwissenheit und Missverstehen der eigentlich angedachten Funktionen des Morbi-RSA.

Der Vorwurf des „Spiegels", es herrsche durch den Einheitssatz keinerlei Wettbewerb mehr und es seien bereits über 20 kleine Kassen geschlossen worden ist

---

[8] „Für sie [Die Kassen] würde sich sogar eine Verschlimmerung der Krankheit lohnen, weil dann die Behandlungskosten über den RSA finanziert würden." (Reiners 2009, 147)

[9] „Maßstabsystem" um z.B. Etwas vergleichbar zu machen oder zu eichen

nur teilweise logisch. Erstens ist es ja eben die Intention des Fonds, dass kleine Kassen, mit wenig Service, welche sich in der Vergangenheit die gesunden Mitglieder „geschnappt" haben und dadurch einen Beitragssatz von unter 13% erlauben konnten, vom Markt verschwinden oder fusionieren. Diese Aufführung ist somit zwar richtig, aber darf hier keineswegs als Vorwurf genutzt werden. Zweitens wird der Wettbewerb über den optionalen Zusatzbeitrag, den Kassen erheben können, gesichert. Ohne ihn hätten die Kassen nämlich überhaupt keinen Anreiz, gut zu wirtschaften.

Der Kritikpunkt, das GKV-System sei immer mehr von der Haushaltslage des Bundes abhängig ist weitestgehend nachvollziehbar. Die stetig anwachsenden Steuermittel, welche in den Gesundheitsfonds gepumpt werden sollen, müssen erstmal aufgebracht werden: Der Gesundheitsfonds „gerät mit den in den nächsten Jahren steigenden Zuschüssen aus dem Bundeshaushalt in eine wachsende Abhängigkeit von der Fiskalpolitik" (Reiners 2009, 149). Es besteht zudem die Gefahr, dass bei zukünftigen Regierungen die Priorität vielmehr auf anderen politischen Aspekten liegt, als bei der Weiterentwicklung des Gesundheitssektors: „internationale Vergleiche haben ergeben, dass steuerfinanzierte Gesundheitssysteme eher zu Leistungskürzungen und zur Verknappung von Ressourcen [...] neigen als beitragsfinanzierte" (Reiners 2009, 150).

4   Fazit

Der Gesundheitsfonds ist sicherlich alles andere als perfekt und ausgereift. Nicht zuletzt wegen des Machtgerangels der beiden Parteien der großen Koalition, einzelner „Egotrips" und fehlendem Verständnis über tatsächliche Mechanismen im System sind die einstigen Modelle Bürgerversicherung und Kopfpauschale zu etwas „Halbgaren" geworden. Die große Koalition hat es nicht fertig gebracht, die Ideen sinnvoll unter einen Hut zu bringen. Stattdessen haben sie Teile ihrer Modelle einfließen lassen, ganz egal ob diese im Kontext sinnvoll sind oder nicht. Das große Ganze wurde durch das Kräftemessen aus den Augen verloren. Das Ziel der nachhaltigen und längerfristigen Finanzierung ist somit nicht erreicht worden.

Jedoch hat sich herausgestellt, dass dem Gesundheitsfond in einiger Hinsicht schlicht und einfach Unrecht getan wird. Die Finanzierung der Krankenkassen mit sehr unterschiedlicher Risikostruktur war noch nie so fair wie heute. Der Morbi-RSA gleicht nun die Unkosten zu 100% aus.

Die Schwarzmalerei, die Ärzte schreiben Patienten gegen eine Prämie absichtlich kranker, als sie sind kann bestenfalls als Ausnahme, niemals aber als vorherrschender Zustand bezeichnet werden. Nicht zuletzt die Medien tragen ihren Teil dazu bei, dieses skandalöse Bild zu schüren und der Bevölkerung auch die letzte Zuversicht bzgl. des Fonds zu nehmen. Krankenkassen jammern über ihre Finanzlage, was sicher nicht ganz zu Unrecht geschieht (vgl. Reiners 159), aber die faireren Wettbewerbsbedingungen würdigt kaum ein Vertreter jener Kassen. Wenngleich dies schon ein wichtiger Schritt in die richtige Richtung war.

Die Beitragserhöhung wird gern dem Fonds angelastet, was in der vorliegenden Arbeit bereits widerlegt ist. Der „Spiegel", repräsentativ für die Medienwelt und Oppositionspolitiker benutzen das Argument „Geld" jedoch, weil dieses Thema bei den Menschen Aufmerksamkeit hervorruft. Die Gesundheitspolitik ist als ein besonderes politisches Thema anzusehen, da es dabei um die Gesundheit, ein unbezahlbares Gut geht. Genau deshalb ist sie auch so angreifbar: Läuft irgendetwas nicht richtig, kann man damit Argumentieren, man setze das unbezahlbare Gut „Gesundheit" aufs Spiel. Die Bevölkerung ist auch deshalb sehr sensibel für dieses Thema und leicht zu beunruhigen. So kann man leicht zu dem Schluss kommen, die Gesundheit sei Mittelpunkt der Debatte des Gesundheitswesens. Dass es dabei aber auch um Geld oder Macht gehen kann, wagt kaum jemand zu unterstellen. Dies sollte man beim Lesen von Neuigkeiten oder Äußerungen von Politikern oder Interessenvertretern immer im Hinterkopf behalten (siehe auch „bullshitting").

Im Grunde wird es niemals die eine ultimative Lösung für alle geben, zu unterschiedlich sind die Interessen der beteiligten Lager. Kritik von z.B. irgendeinem Vertreter der Ärzteschaft oder Krankenkassen wird es wahrscheinlich immer geben. Weitere, ständige Reformen sind notwendig: „Nach der Reform ist vor der Reform". Wenn man dies akzeptiert, kann man dem Gesundheitsfonds auch etwas Positives abgewinnen. Der Morbi-RSA ist ein Schritt in die richtige Richtung. Es wird sich nach der Bundestagswahl am 27. September 09 zeigen, in welche Richtung die Gesundheitspolitik weiterentwickelt wird. Wahrscheinlich hängt dies von der regierenden Partei ab. Sollte es nicht wieder zu Schwarz/Rot kommen, wird der Weg

sicher in eine der beiden Richtungen „Kopfpauschale" oder „Bürgerversicherung"
eingeschlagen werden.

Literaturverzeichnis

Janatzek, Uwe (2009); Der Gesundheitsfonds – Sinn und Unsinn der Gesundheitsreform 2007; Studienarbeit: Evangelische Fachhochschule Rheinland-Westfalen-Lippe

Müller, Michael & **Böhm,** Karin (2009); Gesundheitsberichterstattung des Bundes, Heft 45 – Ausgaben und Finanzierung des Gesundheitswesens; Robert Koch-Institut: Berlin

Neubacher, Alexander (2008); Nicht besser, aber teurer; Der Spiegel 1/09 vom 29.12.08, S. 46-49

Neubacher, Alexander (2009); Das Tollhaus; Der Spiegel 15/09 vom 06.04.09, S. 34-42

Pfister, Florian (2009); Der Gesundheitsfonds als Schritt zu einem nachhaltigen Gesundheitssystem?; Institut für Gesundheitsökonomie: München

Reiners, Hartmut (2009); Mythen der Gesundheitspolitik: Verlag Hans Huber: Bern

RKI (2006): Gesundheit in Deutschland, Robert Koch-Institut: Berlin

Rosenbrock, Rolf & **Gerlinger,** Thomas (2009); Gesundheitspolitik – Eine systematische Einführung; Verlag Hans Huber: Bern

1 http://www.forum-gesundheitspolitik.de/artikel/artikel.pl?artikel=0913 (02.09.09)

2 http://www.sueddeutsche.de/politik/965/471505/text/ (01.09.09)

3 http://www.tagesschau.de/inland/schmidtgesundheitsfonds100.html (25.08.09)

4 http://www.tagesschau.de/inland/gesundheitsfonds116.html (06.09.09)

5 http://daserste.ndr.de/panorama/media/panorama190.html (6.09.09)